ESQUISSE

SUR LES EAUX MINÉRALES-ACIDULES

DE LABASTIDE-DU-PEYRAT,

CONTENANT

Analyse par moyens physiques, descriptions, citations, notes de guérisons, etc., etc.

OU RAPPORT

Du Citoyen FAU, Maître-ès-Arts, gradué en Médecine, ex-Officier de Santé, chargé en chef de l'Hospice militaire de Pezenas, et d'autres près les Armées du midi.......

A SON CONFRÈRE ET AMI,

EN FRUCTIDOR AN 8.

» Là, je vois le Guerrier. . . .
» Il trempe un bras débile en une eau secourable ;
» Non comme dans le Styx pour être invulnérable ;
» Mais pour courir encor où le péril l'attend.
» Je vois auprès de lui. . . . .
» Rose décolorée et qui vient languissante ;
» Refleurir dans le sein de cette eau bienfaisante ».

LEMIERE, sur Bagnères.

A FOIX;

De l'Imprimerie de POMIÉS l'aîné, Imprimeur de la Préfecture de l'Ariège.

GERMINAL AN 9.

AVERTISSEMENT
DE L'AUTEUR.

CET opuscule n'était pas pour voir le jour ; le titre et la date en déposent. Il a fallu les instances les plus fortes, les plus multipliées, notamment de la part de mon lumineux mais trop modeste correspondant ; et encore, plein de mon insuffisance, je ne me serais point rendu..., sans cette considération majeure : Que si je ne remplissais complètement L'OBJET, mes efforts ne paraissaient point pour cela perdus, moins encore blâmables.....; et d'autre côté, j'ai vu qu'il me resterait toujours certain prix bien flatteur, d'avoir osé le premier aborder cet objet....; et par là même, de pouvoir l'offrir en PRÉSENT à des esprits plus profonds et plus exercés.... En un mot, c'est ici, et rien de plus, une espèce D'APPEL qui, provoquant naturellement recherches et développemens ultérieurs, ne peut que produire des choses à récueillir pour l'histoire naturelle de ce Département, et porter du même coup le plus grand bien chez l'espèce souffrante.

ESQUISSE

ESQUISSE

SUR LES EAUX MINÉRALES-ACIDULES DE LABASTIDE-DU-PEYRAT,

CONTENANT

Analyse par moyens physiques, descriptions, citations, notes de guérisons, etc., etc.

OU RAPPORT

Du Citoyen *FAU*, Maître-ès-Arts, gradué en Médecine, ex Officier de Santé, chargé en chef de l'Hospice militaire de Pezenas, et d'autres près les Armées du midi.. . . . . .

A SON CONFRÈRE ET AMI.

Vous avez entendu parler, dites-vous, cher Docteur, *des eaux minérales de Labastide-du-Peyrat*, et vous voudriez savoir leur nature et leurs propriétés pour vous fixer sur les cas auxquels elles peuvent convenir; vous demandez si elles sont courues et méritent de l'être, l'état qu'en ont fait les Médecins anciens et modernes; enfin, si leur réputation bien soutenue pourrait recevoir nouvelles recherches, améliorations, etc.

Je ne me flatte point de vous satisfaire avec la méthode et la profondeur que vos questions comporteraient; car pour avoir parcouru cinq années classiques sous le fameux *Chaptal*, visité les principales eaux thermales des ci-devant Provinces de *Languedoc* et *Roussillon*, vu et observé celles de *Labastide* très-souvent depuis quatre ans..., je sens que mes idées ne sont rien moins que

A

mûries et suffisamment fixées sur notre règne aqueux ; mais j'ai des notes que j'étendrai un jour, j'espère, si mes facultés répondent à mon goût décidé en cette partie si essentielle et si curieuse.

Dans ce moment je ne puis être que très-diffus et désordonné, parce que, comme je l'ai dit, je n'ai rien de bien digeré, et que je suis d'ailleurs très-distrait dans le service de mon arrondissement, où les chaleurs font des maladies de plus d'un genre (sans pourtant que j'aye apperçu rien d'épidémique encore...)

Toutesfois je me félicite de vous avoir pour voisin, soit pour venir au secours de la nature infirme dans les cas graves, soit pour voir et analyser par vous-même *les eaux de Labastide*, afin de les rétablir au point où elles doivent être. Il est constant qu'il n'y a point d'objet plus digne d'occuper les amis des hommes et d'exercer plus essentiellement les vrais talens qui vous distinguent.

§. I.er

Coup d'œil sur Labastide et les alentours.

LABASTIDE est un petit Bourg fort agréable, situé à l'extrémité orientale du Département de l'Ariège, sur les confins de celui de l'Aude. Ce lieu se trouve à demi-journée de Foix, autant de Pamiers ; à 13 kilomètres de Mirepoix, 10 de Chalabre, 25 de Limoux... Deux grandes routes (de Foix par Lavelanet, et de Mirepoix par Chalabre) viennent y aboutir à un mille près, et encore ce petit intervalle est-il praticable, même en voiture, sans compter que la jonction de ces deux routes est arrêtée et la faction très-prochaine. —— En voilà pour les avenues.

L'endroit, en soi, est très-intéressant et très-sain. Il est fourni de belles allées d'ormes rameux, et domine sur une plaine d'environ 20 kilomètres d'étendue du levant au couchant. La rivière de *Lhers*, avec son excellente truite, arrose et fertilise ce bassin, et y produit des richesses exquises pour l'œil ; le goût et la vie. Les jolies Communes du Peyrat, S.te-Colombe, Rivel et Chal..re sont, de loin en loin, dans l'étendue de cette plaine, et avec leurs nombreux canaux, le roulement d'une infinité d'usines, tels que moulins à *farine, à scier, à jais, forge à fer, martinets, foulons*, et les belles plantations et bordures d'arbres, peupliers d'Italie, platanes, etc., etc. ; font par les clairieres sur-tout, des points de vue admirables.

Les côteaux, du couchant et de l'aquillon, sont chargés de vignes et de fruitiers. Du côté du midi, à trois ou quatre cents pas de Labastide, s'élève insensiblement et majestueusement la dernière chaîne des Pyrénées et forme la montagne que nous appellons *Plantorel*. C'est ici où est la source *des eaux minérales de Labastide* dont je parlerai bientôt : elle surgit à l'extrémité de la plaine ; il n'y a pas à monter un pouce pour s'y rendre.

Cette montagne, sans être à pic ni bien pitoresque ; a des sites de repos pour l'esprit chagrin ou fatigué ; l'homme pensant peut y promener ses regards et ses idées. Si elle n'est point par-tout cultivée, elle est assez bien boisée. Son élévation est d'environ 500 toises sur le niveau de la mer.

L'Habitant joint, à une bonne santé, des mœurs très-douces. Il est plus honnête, plus maniéré que par-tout ailleurs ; et ceci s'explique, soit par la compagnie des buveurs d'eau qui y venaient des villes, autrefois plus qu'aujourd'hui, soit par le concours des étrangers de toutes les Nations, qu'y attire tous les ans le commerce des *peignes* et du *jais* qu'on y fabrique en grande quantité. Ceci est aussi très-propre à délecter agréablement les malades.

Vous comprenez déjà, Docteur, que l'air ne peut être

A 2

que très-bon à Labastide, à cause de son élévation naturelle, et plus encore par l'effet du cours rapide de ses
beaux torrents.....

Les vivres n'ont rien qui dépare cette délicieuse salu-
brité ; la viande, la volaille, le gibier y sont de fort
bonne qualité, très-communs et pas chers. On ne voit
point précisément des grandes auberges, ni cuisines
recherchées ; mais vous savez qu'il n'en faut pas aux
buveurs d'eau. D'ailleurs, les citoyens presque tous aisés,
sont en possession, de père en fils, de recevoir et traiter
chez eux les *buveurs*, et les fournissent de tout ce qui
s'accommode avec leur goût, leurs forces et leurs facultés.
Ils se piquent même d'une médecine *de tradition*, qui,
pour être simple et inexpliquée, ne pent être malfai-
sante. *L'eau minérale* en fait toujours les principaux
frais : l'histoire dit même que leur zèle s'étend, au besoin,
au rôle inférieur d'apothicaire. Sérieusement, il-y a à
Labastide, sans le secours tumultueux et dispendieux
des auberges, tout ce qu'il faut pour l'aisance et le besoin.
L'infirme ou le curieux n'ont, comme l'on dit, qu'à se
munir de leur bonnet de nuit, et moyennant deux,
trois, quatre francs par jour, au plus, seront pourvus
de tout.

J'ajoute que la tranquillité n'a point été altérée dans
Labastide, même dans le malheureux tems révolution-
naire.

§. I I.

Sur les sources d'eaux minérales et autres voisines.

J'ai dit que la source des eaux minérales est au pied
de la montagne de *plantorel*, à trois ou quatre cents
pas de Labastide : tout infirme, même éclopé, peut donc
s'y porter très-aisément ; il jouit, tout-à-la-fois, de l'agré-

ment d'une promènade nécessaire à l'infiltration des eaux, et de la fraîcheur du matin. Jusques à dix ou onze heures, on est à l'abri des fortes ardeurs du soleil. Le volume des eaux minérales, formé par trois petites sources bien distinctes, quoique très-voisines, est à la réunion d'environ un demi-pied cube. La température est très-différente à chaque source ; celle qui vient du levant m'a paru moins chaude, celle qui descend du midi plus, et celle qui sourdre du côté du nord le serait plus que les deux autres ; elle est dans un espèce de bouillonnement continuel ; mais, se trouvant plus basse et sans séparation, elle reçoit les deux premières et en est rafraîchie, je compte, d'environ trois degrés : reste, qu'à la réunion des trois, le thermomètre de *Réaumur* s'élève à plus de 16 degrés ; et je crois bien que si on empêchait le mélange, ce qui serait très-aisé, celle du nord serait à la température *des eaux acidules de Passi*, que vous savez être au 19.e degré.

Plus bas, vers le *nord-ouest*, à dix pas des premières, sont deux autres sources, d'ont l'une sur-tout m'a paru bouillonner si fort, que les bulles d'air s'échappent très-sensiblement du gravier même voisin de leur cours. Je n'ai pu les aborder, à cause d'un grand tas d'épines ; je les crois très-précieuses.

A dix ou quinze pas de celles-ci en est une autre ; mais magnifique... Elle est d'un volume plus que centuple de toutes les autres réunies ; elle sort avec fracas, parmi de rochers écrasés ; et à la caverne et à l'intermitence près, c'est au moins la cadette de la superbe *fontaine de Belesta*, si remarquable chez les Physiciens. La nôtre en est distante d'environ deux mille. Son eau est excellente à boire ; elle est très-limpide, et rend 13 au thermomètre ; mais point de globules ni sédiment.

Notez bien que celle-ci ne peut jamais atteindre ni

A 5

altérer les autres sources minérales, pas plus que la rivière de Lhers, qui coule au près et fuit vers le Bourg, à cause de deux fortes couches de roches feuilletées granitoïdes, qui garantissent *les minérales* depuis l'extrême base jusques vers le sommet de la montagne.

Au reste, le volume est le même à toutes les sources, dans toutes les saisons de l'année.

Dans mon jeune âge, j'avais entendu dire beaucoup de bien *des eaux de Labastide* ; l'occasion et la curiosité m'y avaient emmené maintesfois. Le régime des *buveurs* m'amusait alors exclusivement : j'étais toutefois frappé de la vue, quoique superficielle, d'une source *d'eau chaude*, et d'une autre *presque glaciale*, sur le même terrain,..... Cette idée n'a cessé de me travailler pendant les quinze années d'absence, nécessitées par mes cours d'étude, et sur-tout après la visite des fameuses eaux *d'Alais, Balaruc, d'Arles, de la Preste, de Vernet, de Nijer, de Molix, de Nossa et de la Cerdagne*.

Je soupirais après celles de Labastide, il me tardait infiniment de les revoir, pour faire jouer, si je ne pouvais plus, la mine toujours puissante de l'analogie.....

Bref, la Paix des Pyrénées m'ayant dégagé des hôpitaux militaires, je regagnai mes pénates, il y a quatre ans, et aussi-tôt je volai vers Labastide pour en examiner les eaux !

Je n'étais muni, ni de la balance hydraulique, ni d'aucun secours de l'art pour en venir à des épreuves chimiques ; je ne pouvais que les passer au creuset faillible des sens extérieurs.

J'abordai donc la source réputée minérale, tant désirée, (je veux dire lesdites trois sources qui se réunissent à deux pieds de leur issue); c'était le bon matin, j'apperçus aisément, sans loupe ni verre, une crème huileuse , tirant sur l'émail, couvrant *transparamment* la surface tranquille de ces eaux réunies. J'agitai du doigt cette crême, et si j'en divisai bien vîte les particules à des infiniment petits, je ne vis point pour cela aucune apparence de précipitation, ni que la limpidité en reçut la moindre altération. J'immergeai le thermomètre, et l'esprit de vin monta au dégré susdit (17). Au fond, et près l'orifice des sources, j'apperçus, recouvrant le gravier, un sédiment ferrugineux très-délié, faisant un petit corps bourbeux, prolongé jusqu'à l'extrémité du petit bassin qui contient et dégorge les eaux. Je pris ensuite et portai sur ma langue un peu de ce sédiment, je le trouvai très-finement élaboré et sans autre goût que beauconp de fadeur : au tact, il cédait comme du savon ; et par un frottement répété tombait en une dissolution complette.

De ces premières découvertes qui déjà me disaient tant de choses, je passai à la dégustation de ces eaux. J'en pris dans une casserole de cuivre jaune très-propre et très-luisante, et en versai dans un verre de cristal, d'abord très-doucement... Aussi-tôt je vis un plus grand mouvement que dans l'eau ordinaire, et crus appercevoir avec de globules d'air qui s'évantaient successivement, des parties solides mais fines comme dés atomes..... Peut-être n'était-ce que de l'air renfermé. Je répétai l'immersion de plus haut dans le même verre ; oh ! voici de l'admirable : *la blanquette de Limoux, dans sa fermentation mousseuse, n'était rien en comparaison de mon eau.....* C'était une division, une fougue, un combat de globules plus ou moins perlés, plus ou moins rémuants, qui s'agitaient dans le verre, à m'étourdir..... Vainement aurai-je attendu le repos de ces essences en rumeur, je les portai à l'odorat, au goût et les trouvai austères sans être piquantes, très-douces et plus qu'à l'ordinaire laissant un goût *d'officinalité*, point désagréable, sans soupçon d'acide proprement dit, mais avec la legère impression que ferait *un sel neutre largement noyé*. Pour le coup, je comptais tenir un trésor, et me livrais soudain à tous les sentimens d'aise et d'enthousiasme, lorsque j'apperçus la casserole que j'avais posée à côté, changée de couleur ; j'approche et la trouve imprégnée *d'une teinte de rouille*. Alors le transport et le triomphe fut à son comble : je m'écriai mentalement avec le célèbre *Hoffman* : oui nous avons ici ..... *illa pars fontium quæ virtutem istam mirabilem et spectatissimam, inpersanandis multis ac contumacissimis morbis......* (1).

Je ramassai mes vases et ma canne pour courir aux enquêtes vers Labastide ; mais je me rappellai avoir vu jadis un petit logement pour les bains : je promené mes regards çà et là ; Dieux ! quel coup de foudre ! je n'en vis que la masure..... Est-il possible, disais-je en moi-même !... quel tort pouvaient avoir des pierres entassées ! *Cette piscine de salut où est-elle* !!! Je quittai brusquement cette solitude, dégoûté de ces eaux pour la vie.

Rendu à Labastide, d'anciennes liaisons m'emmenerent chez des personnes recommandables par leur âge et leurs connaissances variées ; je n'osais plus parler *des eaux* ; mais dans peu je fus réconcilié avec elles, parce qu'on m'assura que la destruction dont je me plaignais, tenait à des causes toutes naturelles. Je n'eus plus qu'à passer aux informations, voici ce que j'en appris : « Qu'elles jouissaient autrésfois de la réputation la plus étendue et la mieux établie ; qu'ils savaient par eux, leurs pères et leurs aïeux, qu'il y avait eu grande affluence déja bien avant dans le 16.e siècle ; que des mémoires anciens dans les familles, déposaient des fournitures de toute espèce, à militaires, magistrats du premier rang, négociants,

---

(1) Hoff. de elem. aq. min. exam. §. 16.

artisans , à gens , en un mot , de toute condition , riches ,
et pauvres..... ; qu'ils y avaient vu beaucoup de litières
et chaises à porteur (les routes n'étant point faites alors);
et jusques à la révolution , beaucoup de monde s'y ren-
dait de *Toulouse* , *Cahors* , *Albi* , *Castres* , *Narbonne* ,
Carcassonne , *Perpignan et même de Montpellier*. Le
célèbre M. *Venel* invitait les autres , par sa présence et en
s'en administrant lui-même de bonnes doses ; qu'avant
et après lui , les Docteurs *Fises* , de Montpellier , *Coste* ,
de Perpignan , les *Cairol* et *Gibelot* , de Mirepoix , les
Sarda , du pays de Sault , *Izard* , de Chalabre , *Soulère* ,
de Sournia , *Gaubert* , de Belpech ; enfin tous les médecins
de tous les âges les avaient conseillées jusqu'à nos jours et
obtenu d'elles des succès souvent au-dessus de leurs espé-
rances. Et chose remarquable , sans que personne , de
mémoire d'homme , eut éprouvé aucun des accidents
fàcheux , tels qu'en rapporte , entr'autres , des *eaux ther-
males-sulphureuses* , l'auteur d'un essai *sur Balaruc* ,
(Montpellier 1773). »

On me cita nombre de maladies chroniques enlevées
par le seul usage de ces eaux , à des personnes aban-
données des médecins , *des pthisiques rétablis , des boiteux
redressés , des stérilités vaincues après* 10 , 15 *ans de
mariage , etc.* Quelques-unes de ces personnes guéries
vivent encore , ajouta-t-on.............. »

Sans trop me fier à cette narration , qui pouvait tenir
à erreur populaire ou à l'impression d'une vaniteuse
localité , plus qu'à l'intérêt de la vérité , je me promis de
faire un voyage à Chalabre pour en conférer avec le
Docteur Izard qui vivait encore. Et en effet , dans peu
j'eus le bonheur de joindre *ce patron de l'ordre*. Je le
trouvai , ce bon vieillard de 80 ans , frais et tranquille
dans son cabinet , au milieu de ses instruments de phy-
sique, fouillant comme un jeune-homme dans les mystères

des fluides...... Il me rendit avec complaisance quelques-unes de ses idées *sur les eaux de Labastide ,* tout en les soutenant de ses soixante ans d'observations et d'expériences. Je le vis très-prudent et moins porté qu'un autre à se départir des principes et des topiques ordinaires , pour se livrer à des bannalités , *les médicamens généraux.* Cependant « je ne puis qu'avouer , me dit-il , » que dans plus d'une rencontre j'ai obtenu de ces eaux » plus que de l'art. Je les ai observées une infinité de fois » et les ai reconnues *minérales ,* soit à des épreuves , » soit par leurs effets toujours bénignes , si-non mer- » veilleux ; il y a du *mars ,* un *alkali naturel* et des » *parties savoneuses ,. admirablement combinées par des* » *opérations souterraines ;* très - légeres , très - fluides : » d'ailleurs elles ne peuvent que prévaloir dans bien des » cas sur *les absolument thermales ,* dans les cas où il » *faut adoucir , détremper , lesciver le sang, assouplir* » *les nerfs ; rendre l'équilibre aux humeurs , quand il est* » *rompu par trop de chaleur , viscosité ; je les ai vues* » *agir puissamment dans les épilepsies , hydropisies et* » *obstructions naissantes , dans les coliques et les dis-* » *senteries... Elles font aussi des merveilles ,* continuait » ce savant Médecin , *sur les plaies et les ulcères , prises* » *intérieurement et par lotion. Les bains en sont très-* » *doux , très-humectans , propres à calmer , sinon à* » *emporter, les douleurs rhumathismales , sciathiques ,* » *etc* ». Il ajouta qu'il voulait en écrire , après le travail qu'il avait en main..... Je me retirai , très-satisfait de la connaissance comme des leçons de ce bon maître , très-décidé d'en faire l'application au besoin , d'autant plus pertinemment , qu'en sus de son assentiment , qui fait seul autorité, ce Docteur m'avait à-peu-près confirmé tout ce qu'on m'avait dit à Labastide, des *Venel,* des *Fises, Coste et autres grands Médecins ,* tels que *Carton et Thouron* de Carcassonne. J'avais lieu d'espérer

avec le public qu'*Izard* nous laisserait un jour ses re-
marques ; mais la mort l'a enlevé au milieu , pour ainsi
dire , *d'une vieille jeunesse* , au grand regret de ses amis ,
de ses confrères et de ses concitoyens. Puissent ses héritiers
mettre en évidence ses manuscrits ! Ils ne peuvent être
que d'un grand prix aux yeux de l'artiste et de l'humanité.

Depuis cette entrevue , je me suis livré à mon état , et
parfois il me ramenait à Labastide et à ses eaux. Je les
inspectais avec une curiosité toujours ardente et nouvelle:
même *crême* , même *sédiment* , même *jeu volatil* dans
mes vérifications. En un mot , c'était *cet esprit éthéré-
minéral qui tend sans cesse à s'échapper , et forme en
s'échappant sur la surface de l'eau les bulles et jets
petillants* auxquels Mr. Raulin reconnaît et distingue les
eaux minérales acidules, jointe une chaleur égale *à celle de
latmosphère temperée* (1) ; ce sont précisément les nôtres.

Je les ai mises en usage sur plusieurs sujets , *à Labastide et aux environs* , et j'ai obtenu des succès. Il est aussi
de fait et d'observation qu'elles souffrent le transport
sans dommage. On les dégourdit au bain-marie , le résultat en est le même qu'à la source , ou à-peu-près. Au
surplus , j'ai eu occasion de parler au Citoyen *Salvaire* ,
vénérable octogénaire , qui a fait le service de *ces eaux* en
qualité d'officier de santé pendant plus de soixante ans.
Cet homme estimable , qui vit encore et travaille , m'a
confirmé , comme témoin oculaire , tout ce que les autres
m'avaient dit avoir appris de leurs aïeux , et de plus y
a ajouté *des effets , des cures plus étonnants* , et auxquels
je n'aurais point cru , si les écrits , les dates et les personnes n'en témoignaient invinciblement. Vous en trouverez un tableau racourci ci-dessous ; je le lui dois en
bonne partie.

_____

(1) Traité analytique, tome premier , pag. 18 et 19.

Voilà tout ce que je puis vous exprimer aujourd'hui ; vous trouverez sans doute qu'il y a ici des choses essentielles à la médecine , et très-attachantes pour l'amateur et le chimiste.

Malgré cela , je n'ai garde de croire vous avoir entièrement satisfait , j'avoue que je ne le suis pas moi-même , parce que je sens qu'il est des opérations de toute autre importance pour constituer *le principe médicamenteux* et établir *des propriétés exactes*. Tout comme vous j'eusse désiré de suivre le résultat des *réactifs* , d'extraire la quantité *d'air fixe et de gas hépatique de Venel* , et en dernière analyse , de trouver *le fer* , *le sel terreux* , *l'argile*, etc., *du grand Bergman*. Mais quand les CARRÈRE , sur *les eaux du Roussillon* (1) , les FARGEON (2) sur celles *de Balaruc* , avouent eux-mêmes *la chose très-difficile pour bien connaître la proportion et la combinaison des matières qui les composent* (les eaux) et *que l'expérience et l'observation peuvent seuls en constater les propriétés* , je dois m'en tenir là et admirer..... jusqu'à ce qu'un athlète vigoureux et de réputation (vous-même) , veuille passer ces eaux au fourneau de la saine chimie... D'ailleurs , pour être en défaut sur ceci , n'ai-je pas dé vers moi le produit des autres *moyens* que le célèbre CHAPTAL appelle *physiques ?*

Tout ce que ce profond chimiste requiert (3) pour distinguer *les eaux minérales acidules* des eaux *potables* , ne l'ai-je point acquis ? *L'impidité* , *légéreté* , *douce chaleur* , *odeur* , *saveur* , *tout frappe dans les eaux de Labastide ;* et plus encore *leurs effets sur l'économie animale.* (J'y viens à l'instant). Cela posé, vous reconnaîtrez et direz ce que Mr. de Sauvage a dit ailleurs (4) , « qu'il

(1) Traité sur les eaux minérales du Roussillon, Perpignan 1756, Passim.
(2) Susdit essai, Montpellier 1773.
(3) Cours de chimie , 1783.
(4) Mémoire sur les eaux d'Alais, lu à la Société des Sciences, le 19 Avril 1736.

» est aussi dans ce coin de département *une Boisson*
» *que la nature, cette ouvrière si sage, a pris soin de*
» *composer dans les entrailles de la terre ; qu'elle nous*
» *donne libéralement ce remède pour nous inviter à y avoir*
» *plus souvent recours dans nos infirmités ; et à ces fins*
» *elle à ménagé notre délicatesse, a tempéré leur force*
» *et leur vertu en les accomodant à une infinité de tem-*
» *péraments. Les autres remèdes sont d'un usage dan-*
» *gereux, difficiles à composer, plus encore à manier ;*
» *le moindre oubli de la part de l'artiste, les rend d'une*
» *vertu contraire : ici nous n'avons à craindre ni l'igno-*
» *rance, ni l'infidélité de l'ouvrier, c'est le Créateur*
» *lui-même* » ; souverain Médecin, lui seul exerce la
médecine universelle.

§. I I I.

État succinct des guérisons, par le moyen des eaux de Labastide.

En 1748, la ci-devant Marquise de *Puyvert*, ne pouvant porter aucun enfant à terme, prit les eaux de Labastide ; elle devint grosse dans l'année, conserva son enfant et tous ceux qui suivirent.

En 1749, un *Grenadier* du ci-devant régiment du roi avait reçu un coup de feu au pied droit qui y avait logé trois balles, on lui en fit l'extraction de deux dans les hôpitaux militaires, sans pouvoir imaginer qu'il y en eut une troisième. Ne pouvant guérir sa plaie, on l'envoya aux bains de Labastide ; au 15.e bain la balle se fit jour et tomba d'elle-même ; dans un mois et demi il se retira guéri et laissa ses béquilles.

En 1752, *Rouzaud*, perruquier à Belesta, ne pouvant guérir de deux dartres des plus rebelles, qu'il avait à ses jambes depuis longues années, prit les bains et les eaux de Labastide avec tant de succès, qu'il s'en retourna parfaitement guéri.

En 1754, un ci-devant *Bénédictin* de Narbonne, perclus de tous ses membres, était porté et mis au bain à brasse-corps; au 12.ᵉ bain il put se tenir debout; au 16.ᵉ il marcha avec des crosses; au 21.ᵉ il marcha un peu seul et sans crosses; au 30.ᵉ il alla librement à pied à la fontaine; et enfin s'en retourna dispos chez lui, à sa grande surprise et de ceux qui l'avaient vu dans un état de mort.

En 1756, Jacques *Daynier* de Labastide, sergent-major dans un régiment, fut renvoyé de son corps pour un ulcère à la jambe droite, regardé incurable; rendu chez lui, il prit les bains de l'avis du susdit Salvaire, au 15.ᵉ bain il se fit des exfoliations; bref, dans six semaines, il fut radicalement guéri.

En 1758, *Sabatier-Lapierre*, de Raissac, avait une fistule sur le carpe de la main droite; après avoir éprouvé en vain tous les secours de l'art, vint prendre les bains de Labastide : sous peu de jours des exfoliations survinrent; dans deux mois il se fit une bonne cicatrice et fut à même de reprendre ses travaux, parfaitement guéri, il a vécu très-long temps.

En 1764, *Jean Bes* de Léran, affligé d'un flux de sang avec tenesme, prit les eaux de Labastide, dans quinze jours il en fut délivré.

En 1780, *Pierre Subréville* dit *Comtesse*, de St-Jean d'Aigues-Vives, était travaillé d'une lienterie opiniâtre; il prit les eaux, dans peu de jours se trouva mieux, et enfin s'en retourna en parfaite santé.

En 1781, un ci-devant Chanoine de l'église de St.-Jean de Perpignan, atteint de la même maladie, fut envoyé par le Docteur Coste aux eaux de Labastide, dans 17 jours il se trouva parfaitement guéri.

En 1782, la femme de *Jean Iché*, de Léran, sujette à des maladies vaporeuses et cardialgiques, du conseil du Docteur Izard, prit les eaux et les bains de Labastide et en retira une guérison parfaite.

Une ci-devant *Religieuse* nommée *Brunet*, du couvent de Lagrasse, près Autherive, vint aux eaux dans un état chlorotique ou de pâle-couleur; au 4.e bain ses pertes périodiques s'annoncèrent, et dans un mois fut à même de rentrer dans sa maison bien portante.

La femme de *Cazal-Catinat*, du Carla-de-Roquefort, sujette à des opthalmies rébelles et à des ulcères sur les cartilages tarses, fut adressée auxdites eaux et bains par le Docteur Izard, elle s'en retourna guérie et jouit encore d'une heureuse vieillesse.

La Dame *Dartus* de St.-Girons, n'ayant eu d'enfants après plusieurs années de mariage, prit les eaux de Labastide, et dans l'année accoucha heureusement d'un garçon. On assure aussi que la Dame *Campmartin* de la même Ville, usant des mêmes eaux accoucha d'une fille dans l'année.

L'épouse de *Vigou* de S.te-Colombe sur l'Hers, demeurée stérile pendant dix-huit ans de mariage, vint prendre les eaux de Labastide, et dans l'année accoucha d'un garçon.

La Dame *Bosc* de Carcassonne, après six ans de mariage sans enfants, vint à Labastide, prit les eaux, et dans l'année accoucha d'une fille.

La nommée *Trivalle* du Peyrat et la *Bésonne* du même lieu, stériles pendant quatorze ans de mariage, prirent les eaux et dans la même année accoucherent d'un garçon.

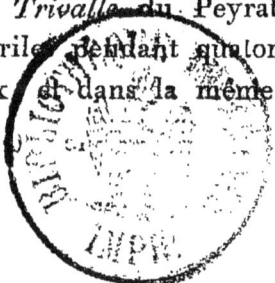

Anne *Corneil* de la Bastide prit les eaux et accoucha aussi dans l'année d'une fille, elle n'avait pu avoir des enfants pendant ces quatre premieres années de son mariage.

Ledit Pierre *Subreville*, après quelques années de la premiere guérison, fut atteint des violentes douleurs des tomach, de maux de tête insupportables, et en était à vomir les alimens, il se remit à l'usage des eaux de Labastide, et dans peu le vomissement disparut, la tête fut dégagée et les digestions se firent parfaitement; il est mort de vieillesse long-temps après.

Dorothée-Bertrand de la Roque, éprouvant des grandes difficultés dans les cours de ses mois, les a vaincus par l'usage des eaux de Labastide. Le Docteur Vigarosy les avait conseillées.

Courtade de Léran, ayant des obstructions dans les visceres du bas ventre, prolonge ses jours par l'usage annuel des eaux de Labastide.

Tesseire-Peyrot de la Couronne, se plaignant de fortes chaleurs dans les entrailles, s'en est délivré en prenant les eaux de Labastide chez lui.

Pierre Audoui Delespine, qui avait eu dans le temps une fracture composée et compliquée à la jambe droite, d'ulcere avec carie, par l'usage des eaux et des bains il fut radicalement guéri.

La fille aîné P. . . . . de Belesta manquant de ses secours périodiques, les eaux de Labastide, conseillées par le Docteur Izard, produisirent le plus grand bien.

Raymond Sans, de Laiguillon, affligé d'accès de fièvre intermittente qui avait resisté au quinquina, après avoir fait précéder les remedes généraux, envoya chercher les eaux de Labastide, les prit chez lui, dans dix jours il fut guéri.

La Demoiselle *Daves* de Castres, qui avait une fistule salivaire à la joue droite, en fut guérie dans l'espace de six semaines en usant des eaux minerales et des bains de Labastide.

Fougassier cadet de la même Ville, vint prendre les eaux et les bains pour une ulcere à la jambe droite, dans vingt jours il fut guéri; auparavant il avait épuisé en vain tous les soins de l'art.

Lasaygues du Mas-d'Azil, atteint d'une fistule lacrimale, usa intérieurement et en lotion des eaux minerales, l'os *unguis* carié s'exfolia le quatorzième jur, le dix-neuvième il se fit une bonne cicatrice , et le sujet se retira guéri.

Julie Delpech de Fougax , usa des mêmes eaux , affligée d'une bile jaune accompagnée de soif , et d'une douleur de tête insupportable , dans sept jours elle en fut parfaitement délivrée et se porte au mieux.

J'étendrais cette liste à l'infini , si je ne craignais de blesser la délicatesse d'autres personnes , j'en nommerais beaucoup sujettes à des grandes distractions , à des insomnies , privées de la mémoire , vrais maniaques , ils sont parfaitement libres et à leurs affaires , après avoir pris les eaux et les bains de Labastide.

D'après cela rien ne manque , je pense à la preuve des *effets* que j'avais annoncé , mon enquête est constante et complete. (1) Mais si malgré tout il se trouvait encore quelque pyrronien dédaigneux , qu'il vienne *boire* ou seulement *voir* ces eaux , il y déposera à coup-sûr *l'acidité* de son ame et la *causticité* de son cœur rébelle , il parlera d'ailleurs aux personnes indiquées ; la plupart sont pleines de vie et de santé , elles lui feront jeu de reste.

Deux raisons , sans être objections , fourniront peut-être encore matiere à surprise. « Comment de telles eaux , après l'assentiment de tous les Savants , soutenu successivement par des guérisons également merveilleuses et multipliées. . . . . *ont-elles été reduites jusques ici à la voie toujours trop faible de la tradition orale ?* Comment se fait-il qu'elles soient à-peu-près délaissées et désertes »........... ?

Il est sans doute malheureux pour ces eaux de tomber entre mes foibles mains , quand de vrais Savants pouvaient attacher leur nom à leur valeur réelle , et les monter au point de célébrité qu'elles méritent.

Je sais bien qu'Izard voulait en écrire , et présume aussi que le Docte Vénel en a parlé dans son *analysis aquarum galliæ mineralium,* qui comme on sait est resté en manuscrit.

Mais quand tous se seraient tûs , çe ne serait pas une

---

(1) S'il y avait erreur dans les noms ou certairs faits , il ne faudrait point en être furpris. J'ai été obligé de recourir à Mémoires & Notes épars , mal tenus , oubliés..... perfonne ne pouvait prévoir le besoin de s'en avantager un jour. A l'avenir on se piquera , j'efpère , d'une plus grande exactitude.

raison de garder le silence, les faits sont ici parlans;
d'ailleurs on peut dire que les Docteurs qui se sont suc-
cédés sur ces eaux, contens des succès qu'ils en obtenaient,
vu d'ailleurs l'affluence qui était très-considérable, crurent
pouvoir les abandonner à leur vertu intrinsèque, ainsi
qu'à leur propre réputation, établie à un très-haut degré
dans les ci-devant provinces de *Languedoc*, *Foix* et
Roussillon, et c'était autant qu'il en fallait alors; aucun
ne pouvait prévoir qu'un temps viendrait où les effets
seraient séparés des causes à des distances très-grandes; un
temps, où, au lieu d'appeller la santé par les moyens
ordinaires l'on chercherait le terme de la vie, comme
un gain et un bienfait! *Enferma-t-on jamais des meu-*
bles dans une maison qui brûle ? Oh! temps.........

Telle est en grande partie la fatalité qui a fait déserter
les eaux de Labastide, jointe si vous voulez l'instabilité
des choses et des personnes.

Mais quand les larmes et le deuil ont irrévocablement
fait place au triomphe de la vraie liberté; que le Magistrat
suprême de la Nation, *l'immortel BONAPARTE*, entrelace
le doux fruit de l'olive à ses nombreux lauriers. . . .
lorsque les sciences et les arts, impatients, le suivent
comme en cortège, pour achever un règne de gloire ,
d'humanité et de justice; que d'un autre côté le Citoyen
Brun, Préfet de ce Département, y rétablit l'ordre et la
paix par son bon esprit et son active surveillance...,
certes chaque Citoyen, bénissant le génie heureux qui le
relève et le protege, doit désormais sentir le prix de l'exis-
tence, et par conséquent réparer, recueillir ses forces
abattues, pour mieux concourir au bonheur commun.

Or, c'est à quoi je ne ferai faute pour ma part, et
encore d'y disposer mes *malades* par l'usage des *eaux*
tempérantes de Labastide, persuadé que personne n'en-
tendra par-là que je veuille exclurre entr'autres, *l'excellent*
Limoux blanc et rouge, qui est à portée, et doit avoir
son tour, *ses heures* et aussi la *mesure nécessaire* aux
concerts harmonieux de la joie et de la reconnaissance
publiques.

P∴ S∴ J'ai reconnu, après coup, que j'omettais une
des bonnes preuves...., *prise du NOMBRE et de la QUALITÉ*
de ceux qui se rendaient aux eaux dont s'agit, avant

les troubles du tems..... Ils n'étaient point véritablement *chimistes*, ni parfaits connaisseurs, j'en conviens; mais ils avaient leur *dose de raison*; et s'ils n'étaient pas toujours dirigés par une théorie exacte, au moins avaient-ils pour eux le flambeau de *l'expérience*. Car la plupart *s'y sont rendus à toutes les saisons*, *pendant* 20, 30 *et* 40 *ans consécutifs*. Par conséquent, j'en ferai la matière d'un quatrième et dernier paragraphe.

§. IV ET FINAL.

Habitués aux eaux de Labastide avant la Révolution.

Les ci-devant Évêques,

De St.-Omer (*Bruyère*).
De St.-Pons (*Bruyère*).
De Pamiers (*Lévis*).
De Perpignan (*Lamier*).

Théologaux ou autres dignitaires,

De Lion (*Bellegarde*).
De Couzerans (*Moulis*).
De St.-Papoul (*Rouger*).
De Caraman (*Betou*).
De Carcassonne (*Alibert*).
De Castelnaudarry (*Baysot*).
De Mirepoix (*Mailhol*).
De Tournou (*Prévot*), professeur d'éloquence.
Le Père *Raynal*, Général des Doctrinaires.
Le ci-devant Marquis de Mirepoix (*Levis*), et la Dame son épouse.
D'*Aguillard*, de Perpignan.

Dalzau et la Dame son épouse.

St.-Pierre et sa famille.

Chevalier *Bruyère-Chalabre.*

Chevalier *de Caux.*

Chevalier *Dounan-Mézersille.*

La Dame *Lévis-Gaudiés-Fajac.*

La Dame *Joli*, de Feulé, et la **Dame sa** Fille, mariée à Montpellier.

Lacroisille-St.-Sernin.

Le Comte de *Carmaing*, Officier supérieur.

La D.ᵉ *St.-Philippe-Mont-Chéri*, de Limoux.

La Maison de *Maurilhan-Blazens.*

DE TOULOUSE,

Les ci-devant Marquis

De *Puivert.*

De *Sauveterre.*

D'*Escalonne.*

Le Chevalier de *Cambon*, Officier supérieur.

La Dame *Le Camus-Pijon.*

Pijon, Professeur.

Pijon, ancien Magistrat.

St.-André.

Chabanetes.

Courtade.

La Dame *Carré.*

La Dame *Baour.*

DE ST.-GIRONS,

Larroque.

Laquaire.

Cassaing.

Roudeille.

Boy.

DE PAMIÈRS,

Bardon, ancien Juge.

Daran.
Robert.
Allaux.

DE CASTELNAUDARRY,

Beylot, ancien Juge.
Carrabez.
Rieux-Belfort.
Frisac.

DE CASTRES,

Fougassier, etc. etc.

Il est aisé de comprendre que cette liste est très-racourcie, soit parce qu'il eût été inutile de s'étendre, soit parce que beaucoup de noms sont échappés à ceux qui logeaient, *à Labastide* et *au Peyrat*. Mais les noms écrits supposent une infinité d'autres personnes affiliées, et c'est assez.

Nota. 1.º On peut s'assurer de trouver logemens commodes, et principalement des soins affectueux et désintéressés,

à *Labastide*, chez les Citoyens,

Coulon père
Baptiste Bez.
Coulon sœur.
La veuve *Cathala.*
Cathala fils.
La veuve *Coste.*
Germanou.
Galard.
La fille *Teyssié.*
Roudiére-Savoyard.
Pierre Bez.
Pirroutou.

Victor Bergé.
François Daynié.
La veuve *Grilhé.*
Jean Prat.
Corneil père.
Marguéritte Grilhé.
Tisseyre.
Les sœurs *Coste.*
Louis Coste.
Pierre Coste.
Jean Cathala dit *Bel-leroze*, etc. etc.

Au Peyrat chez les Citoyens,

Cailhau, trois appartemens, sallon, cuisine, et autres, garnis.
Autié aîné, deux appartemens, *idem.*
Autié jeune, trois appartemens, *idem.*
Pierre Grilhé, deux appartemens, *idem.*
N . . . . . &c. &c. &c.

2.° Je connais assez les négocians de ces deux Communes, pour croire qu'ils auront le plus grand plaisir de partager avec les malades et autres, leurs excellents vins d'*Alicante*, *Malaga*, etc., que leur procure leur vaste commerce avec presque toutes les Nations.

3.° Enfin, je préviens mes Concitoyens, qu'ils trouveront sur les lieux, à la prochaine saison, une *méthode imprimée*, simple autant que sûre, pour se préparer et se traiter aux *eaux de Labastide* ; elle sera calquée sur la doctrine et la pratique des meilleurs maitres dans l'art de guérir.

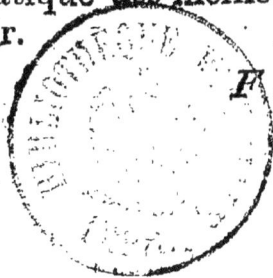

F I N.